Nutrición Deportiva

El Manual Básico Para Obtener El Máximo Rendimiento

RACHEL HALL

Además, la transmisión, duplicación o reproducción de cualquiera de los siguientes trabajos, incluyendo información específica, se considerará un acto ilegal, independientemente de si se realiza por vía electrónica o impresa. Esto se extiende a la creación de una copia secundaria o terciaria de la obra o de una copia grabada y sólo se permite con el consentimiento expreso por escrito de la Editorial. Todos los derechos adicionales reservados.

La información de las páginas siguientes se considera en general como un relato veraz y preciso de los hechos y, como tal, cualquier falta de atención, utilización o uso indebido de la información en cuestión por parte del lector hará que las acciones resultantes queden exclusivamente bajo su responsabilidad. No hay escenarios en los que el editor o el autor original de este trabajo, pueda ser considerado de alguna manera responsable por cualquier dificultad o daño que les pueda ocurrir después de haber asumido la información aquí descrita.

Además, la información de las páginas siguientes está destinada únicamente a fines informativos y, por lo tanto, debe considerarse como universal. Como corresponde a su naturaleza, se presenta sin garantía de su validez prolongada o de su calidad provisional. Las marcas registradas que se mencionan se hacen sin consentimiento por escrito y de ninguna manera pueden ser consideradas como un endoso del titular de la marca registrada.

Tabla de Contenidos

Conclusión

Introducción

Felicitaciones por descargar su copia personal de *Nutrición Deportiva: El Manual Básico Para Obtener El Máximo Rendimiento.* Gracias por hacerlo.

Los siguientes capítulos discutirán cómo la dieta adecuada mejorará el rendimiento en el ejercicio, le dará más energía tanto dentro como fuera del campo. Ciertos regímenes de nutrición se pueden utilizar para mejorar naturalmente el rendimiento de los deportes de resistencia como correr y andar en bicicleta. Además los deportes en los que se soporta el peso, como el levantamiento de pesas profesional y los deportes de contacto como el fútbol también mejoran la competencia.

Descubrirá lo importante que es una dieta bien equilibrada para el bienestar general y el rendimiento físico.

Los siguientes capítulos explorarán las dietas de variación específicamente para el ejercicio de su elección, y las pautas generales para mejorar la nutrición de todos.

Hay muchos libros sobre este tema en el mercado, ¡gracias de nuevo por elegir este! Se hizo todo lo posible para asegurar que estuviera lleno de tanta información útil como fuera posible. ¡Por favor, disfrútalo!

Felicitaciones por descargar su copia personal de *Nutrición Deportiva: El Manual Básico Para Obtener El Máximo Rendimiento*. Gracias por hacerlo.

Capítulo 1: Verifica tu salud

Ya sea que empiece una nueva rutina de ejercicios o que quiera mejorar su fuerza o resistencia con su plan o deporte actual, la buena nutrición es el punto de partida. Aquí se discutirán dos tipos principales de ejercicio: el entrenamiento de resistencia y el entrenamiento con pesas.

En general, el entrenamiento de resistencia se considera como cualquier tipo de ejercicio aeróbico, como correr, trotar, bailar o nadar. Cualquier ejercicio aeróbico y, cuando se realiza durante largos periodos de tiempo, requiere una gran resistencia por parte del corazón, los pulmones y las extremidades.

El entrenamiento con pesas es un ejercicio no aeróbico, aunque la frecuencia cardíaca también aumenta durante estos ejercicios. Generalmente, se necesita menos oxígeno de los pulmones para trabajar los músculos cuando se usan pesas libres y se trabaja en grupos específicos de músculos, en lugar de hacerlo con entrenamiento de resistencia.

Cualquiera que sea el ejercicio en el que participe, es una buena idea consultar regularmente con su médico o profesional de la salud para asegurarse de que su cuerpo esté en forma para la actividad. El médico verificará si hay signos de que el corazón o los pulmones están tensos y no son aptos para el ejercicio. Antes de comenzar un régimen, pídale a su médico que controle su frecuencia cardíaca y sus patrones de respiración, que le haga exámenes de sangre para revisar sus niveles de azúcar en sangre, colesterol y otros exámenes para detectar cualquier problema subyacente. Lo más probable es que si usted no tiene signos o síntomas de un problema, el médico tampoco encontrará nada, pero es mejor prevenir que lamentar. Excederse puede fácilmente abrumar su sistema, causando que usted se desmaye o tenga otros síntomas no deseados.

La buena noticia es que hacer cualquier tipo de rutina de ejercicio mejorará todos los valores de laboratorio, así que obtener una base de referencia para su estado de salud antes de comenzar será un buen punto de comparación más adelante en su plan de ejercicio. Al ver que la mayoría de las personas hacen ejercicio en beneficio de su salud, esta es una herramienta útil.

Capítulo 2: Elaborar un régimen de ejercicios

Cuando planee comenzar algo nuevo o mejorar su rutina actual, asegúrese de comenzar con algo pequeño para no abrumar su cuerpo. Por ejemplo, si usted actualmente es principalmente sedentario, ejerciendo un trabajo de escritorio con poca actividad durante el día, esperando correr cinco millas, o incluso una milla, es una meta bastante alta. En lugar de eso, planee comenzar su rutina de ejercicios de una manera gradual, haciendo pequeñas metas que eventualmente lo llevarán a su meta final. En este caso, hacer que su meta inicial sea caminar una milla cinco días a la semana sería un comienzo más razonable. Después de un tiempo, su resistencia se acumulará y comenzará a trotar, luego a correr y luego a recorrer distancias más largas, pero todo comienza con aumentos modestos para preservar la integridad de su cuerpo.

Para aquellos que ya tienen un programa de ejercicio constante planeado o participa en deportes regularmente es probable que estén listos para mejorar su rendimiento, y eso también comienza con pequeños objetivos. Los estudios han demostrado que los músculos memorizan ciertos movimientos y ejercicios, y comienzan a hacerlos con menos energía a medida que se hacen más y más. Esto es bueno y malo, dependiendo de su meta. Si usted es un atleta profesional, por ejemplo, un jugador de fútbol, la memoria muscular trabajará bien a su favor. Sin embargo, si usted está en un programa de pérdida de peso y sus músculos comienzan a sentirse cómodos con su rutina, ellos usarán menos energía y usted no podrá continuar perdiendo peso como antes.

De cualquier forma, cambiar su rutina de entrenamiento, cambiar el orden de sus ejercicios o intentar algo nuevo mantendrá sus músculos en un estado de alerta y su entrenamiento, y resistencia, comenzará a mejorar. A medida que se sienta cómodo, aumente el peso, aumente las repeticiones y vuelva a cambiar las cosas. Una rutina de ejercicios no es nada si no puede ser variable, cambiando en cualquier momento.

No importa cuál sea su actividad preferida, agregar algo a su rutina es bueno, pero haga un plan para usted mismo. Use los siguientes capítulos para desarrollar un plan de ejercicio. Utilice estos consejos y herramientas para planificar un menú ideal para su nivel de actividad. En general, una persona sana normal requiere 25 a 30 calorías por kilogramo de peso, más la cantidad estimada que se utilizará para energía. Por ejemplo, una persona de 200 libras requerirá de 2250 a 2700 calorías, más lo que se podría perder durante el ejercicio para mantener su peso actual. El número de calorías quemadas durante el ejercicio es altamente variable, basado en el peso y el nivel de condición física.

Para ayudar a determinar un nivel adecuado de calorías y proporción de macronutrientes, consulte con un dietista o nutricionista registrado para obtener ayuda individualizada. Agregar ejercicio aumentará las necesidades energéticas generales del cuerpo, y es importante que su plan de alimentación coincida con su nivel de actividad. Una vez más, por favor consulte con un profesional de la salud para determinar si añadir ejercicio a su estilo de vida actual es seguro y apropiado para usted.

Capítulo 3: Nutrición básica para deportistas de todas las formas y modalidades

Antes de entrar en los detalles minuciosos del entrenamiento de resistencia o de pesas, es importante entender las bases de una dieta bien completa y nutritiva en general. Piense en tu cuerpo como una máquina. Para que funcione correctamente, una máquina necesita aceites y gases para alimentarla, y lo mismo ocurre con su cuerpo. El combustible del cuerpo es comida, y al igual que la gasolina de primera calidad versus la gasolina normal, no todos los alimentos son iguales.

Comencemos simplemente, con el aspecto de su plato. Toda persona, atleta o no, debe basar su plato alrededor de las verduras. La mitad del plato debe consistir de vegetales no almidonados como la lechuga, tomate, pepino, calabacín y mucho más. La palabra clave aquí es no-almidón, que no incluirá papas, maíz o calabazas de invierno, ya que estas verduras serían consideradas un carbohidrato.

La otra mitad del plato debe dividirse entre su carbohidrato, como la papa, y una proteína magra como la pechuga de pollo y el bistec. El tamaño exacto de las porciones variará dependiendo de sus necesidades calóricas individuales, pero simplemente dosificando sus alimentos en esta porción será un buen comienzo. Consulte con un profesional de la salud para determinar cuáles son sus necesidades calóricas específicas.

Cuando se trata de proteínas, es esencial encontrar un corte magro de carne de buena calidad, o usar fuentes no animales como frijoles y quinua para obtener proteínas. Evite las proteínas grasas como el tocino, la carne de ave oscura y la carne de res molida con alto contenido de grasa, ya que contienen cantidades más altas de grasa saturada que los cortes más magros, y pueden agregar calorías innecesarias y elevar el colesterol en sangre. La fuente de carne también es importante. Las carnes orgánicas alimentadas con pasto son de mejor calidad porque la carne se cría sin antibióticos u otros productos químicos que se pasan a la carne. Además, cuando se alimenta a los animales con su dieta natural, como el pasto para las vacas, la carne es de mejor calidad, más rica en ácidos grasos Omega 3 antiinflamatorios.

La carne de animales alimentados con granos es más alta en ácidos grasos Omega 6 pro-inflamatorios, que pueden ser perjudiciales para el cuerpo en cantidades excesivas. Estos ácidos grasos Omega 6 también se encuentran en abundancia en los productos de granos, por lo que no son necesarios en la carne.

Capítulo 4: ¿Cómo funcionan los alimentos en el cuerpo?

Con la nutrición, es importante entender cómo actúan los diferentes tipos de alimentos dentro del cuerpo. Existen tres macronutrientes principales: proteína, carbohidratos y grasa. Cada uno puede ser usado como combustible en el cuerpo, pero usan diferentes mecanismos para hacerlo.

Los carbohidratos son la fuente preferida de combustible del cuerpo. Los azúcares simples que componen los carbohidratos se descomponen rápida y fácilmente en energía, que se puede utilizar de inmediato. De hecho, los carbohidratos no sirven para ningún otro propósito en el cuerpo excepto como combustible. Cualquier exceso de carbohidratos que no pueda ser usado para energía en ese momento será almacenado como grasa en el cuerpo para su uso posterior.

Esta es la razón por la que las dietas bajas en carbohidratos a menudo se recomiendan para la pérdida de peso. Darle al cuerpo sólo lo que necesita detiene la producción de grasa y obliga al cuerpo a utilizar las reservas que ha acumulado, en lugar de proporcionar continuamente el exceso a través de la dieta. Los carbohidratos pesados como las papas y las pastas deben ser limitados, mientras que las frutas bajas en carbohidratos deben ser escogidas en su lugar. Las frutas también proporcionan fibra, que no se puede descomponer y usar como energía, pero ayuda a mantener el tracto digestivo en movimiento.

Las moléculas de proteína son los componentes básicos del músculo. Las proteínas del cuerpo se descomponen en aminoácidos, que ayudan a construir y reparar los músculos. Las proteínas de animales como el pollo y la vaca, así como las proteínas vegetales como los frijoles son necesarias para el crecimiento muscular, pero las proteínas animales proporcionan más de los aminoácidos esenciales necesarios para la salud de los músculos.

La grasa dietética es también un nutriente necesario, y por gramo, proporciona la mayor parte de la energía de los tres macronutrientes. En el pasado, se pensaba que la grasa dietética era la única responsable de aumentar las reservas de grasa en el cuerpo. Ahora sabemos que eso no es cierto, ya que el exceso de carbohidratos es más culpable del almacenamiento de grasa que las grasas dietéticas. En el cuerpo, las grasas son necesarias para ayudar en la digestión de las vitaminas solubles en grasa, ayudar con las reacciones hormonales, y un número de otras funciones de apoyo.

No todas las grasas son iguales, y aún así es necesario usarlas con moderación debido a su alto contenido calórico. Pequeñas cantidades de grasas poliinsaturadas, como el aceite de oliva y el aguacate, mantienen el cuerpo funcionando como una máquina bien engrasada. Sin embargo, las grasas animales saturadas como la manteca de cerdo y la mantequilla deben consumirse con mucha menos frecuencia, ya que se transportan a través de la sangre en el colesterol. El exceso de grasa saturada aumenta el colesterol y bloquea las arterias.

Cuando el cuerpo no tiene suficiente energía entrando a través de la dieta y los depósitos de grasa se han agotado, comenzará a descomponer los músculos como último recurso. Desafortunadamente, los órganos vitales incluyendo el corazón, están hechos de músculo y pueden ocurrir condiciones médicas severas. No hay que preocuparse, esto sólo sucedería en tiempos de hambruna, cuando no hay una fuente de alimento disponible, y el cuerpo comienza a consumirse.

Una buena nutrición comienza con una variedad diaria bien balanceada de todos los alimentos. Escoja proteínas magras como la pechuga de pollo, los huevos, el bistec o las chuletas de cerdo, junto con las proteínas vegetales como el edamame y los frijoles negros para que representen el 25% de calorías diarias aproximadamente. Una variedad de vegetales bajos en carbohidratos, sin almidón, también deben ser incorporados, y deben construir aproximadamente el 50% de su plato diario. Piense en comer una gran ensalada mixta de vegetales mezclada con una porción de proteína del tamaño de la palma de la mano. Las grasas se deben usar con moderación, incluyendo alrededor de una cucharadita por comida, pero posiblemente podrían ser más dependiendo de sus necesidades calóricas. Este podría ser su aderezo para ensaladas o una almohadilla de mantequilla en un panecillo.

Tampoco se olvide de los carbohidratos. Aunque se deben consumir con moderación, son la fuente de combustible preferida del cuerpo, e incluirlos le hará sentirse satisfecho después de una comida. Incluya por lo menos una porción de arroz o papa, o 1 cucharada de frutas secas en su ensalada para equilibrarla.

Asegúrese de limitar los alimentos que puedan ser perjudiciales para su salud, como el alcohol y la cafeína, así como los alimentos altamente procesados como las galletas dulces o saladas. Todos estos alimentos pueden dificultar su metabolismo y perjudicar su buena salud. Limite el consumo de alcohol a una bebida al día o menos, y limite el consumo de cafeína a 200mg al día, aproximadamente 1 taza. Cuando se trata de bocadillos, cuanto más refinado sea el azúcar, más afectará su metabolismo. Los azúcares que ya están descompuestos omiten el proceso de digestión y desencadenan inmediatamente la liberación de insulina, la hormona responsable de almacenar los azúcares como grasa. Los picos y las disminuciones de insulina crean un entorno inestable y, finalmente, conducen al desarrollo de diabetes.

Si usted siente que puede no estar obteniendo suficientes nutrientes de los alimentos y está desequilibrado, haga lo mejor que pueda para corregir su dieta usando alimentos reales. Desafortunadamente, los estilos de vida ocupados a menudo dificultan la planificación de comidas que se ajusten a todas sus necesidades. En estos casos, el uso de suplementos puede ser útil para mantener el equilibrio. Pruebe los batidos de proteínas para añadir proteínas sobre la marcha. Acompañe con un trozo de fruta para una comida completa.

En general, el uso de suplementos para mejorar la salud no es necesario, y puede ser una pérdida de tiempo y dinero. Los suplementos de vitaminas y minerales sólo deben usarse con personas que tienen una deficiencia legítima, y su salud se ha visto afectada rápidamente. El aumento de nutrientes específicos puede corregir la deficiencia, pero agregar más de cualquier nutriente de lo que se requiere no hace mucho para aumentar el rendimiento, y podría ser potencialmente dañino en grandes dosis.

Ahora que tiene una buena idea de cómo debe ser una dieta básica, es el momento de adaptar su plan para que funcione de manera óptima con su régimen de ejercicio actual. Los capítulos siguientes examinarán la proporción de macronutrientes que serán beneficiosos para los diferentes escenarios de entrenamiento, así como discutir la importancia de la sincronización de las comidas para obtener la máxima energía mientras se evita el malestar gastrointestinal. Use las recomendaciones para alterar su plan hasta que encuentre algo que funcione mejor para usted.

Capítulo 5: Nutrición para el Entrenamiento de Resistencia

El entrenamiento de resistencia, en su esencia, requiere que el cuerpo utilice casi todos sus músculos, incluyendo el corazón, así como los pulmones para aumentar la ingesta de oxígeno, todo por períodos prolongados de tiempo. ¿Ha intentado alguna vez iniciar una rutina de carrera después de un largo período de comportamiento sedentario? Si es así, entonces usted sabe que el excederse hace que sus músculos le duelan, que su corazón se le salga del pecho y que le duelan los pulmones.

Mientras que su resistencia solo comenzará a aumentar con la práctica, es necesario proporcionar a su cuerpo la energía que se requiere para apoyar en el aumento de las necesidades del corazón, los pulmones y los músculos. En este capítulo analizaremos el tema clásico de la resistencia y el corredor de fondo. Esta persona ha entrenado durante meses y está lista para correr una maratón.

¿Cómo puede comer para proporcionar energía para correr 26,2 millas sin agotamiento extremo?

Durante el entrenamiento, el corredor necesitará comer la dieta estándar que ya hemos discutido. Seguirán necesitando una variedad de carbohidratos, proteínas y grasas. En los días de entrenamiento largos, lo más importante será la recuperación después de entrenamiento largo. Los músculos se agotarán, por lo que se necesitarán proteínas después del entrenamiento, así como una buena porción de carbohidratos para reponer las reservas.

En general, se puede utilizar una proporción más alta de carbohidratos en la dieta diaria para apoyar la carrera de largas distancia. Como se ha explicado anteriormente, los carbohidratos pueden utilizarse para obtener energía inmediata. Una buena cantidad se almacena como glucógeno en el hígado antes de que se convierta en grasa para su almacenamiento, por lo que mantener las reservas del hígado proporcionará energía fácilmente disponible, suficiente para un día o dos sin alimentos. Esto debería ser suficiente para sostener el cuerpo durante el entrenamiento.

Después de un entrenamiento, coma una comida que sea alta en proteínas y carbohidratos, dentro de aproximadamente una hora. Si la proteína no está inmediatamente disponible para la reparación del músculo, el ácido láctico se acumula en el músculo, lo cual causa que se presenten úlceras. El suministro rápido de combustible disminuirá esta fatiga, debilidad y dolor.

Con el ejercicio de resistencia, es importante ser ligero con los pies. Es decir, cuanto más pesas, más tienen que trabajar tus músculos para moverte. Cuando se alimente, asegúrese de mantenerse dentro de los límites de calorías apropiados para su nivel de actividad, para evitar el exceso de almacenamiento de grasa y peso. Cuanto más aerodinámico sea usted, menos peso necesitará mover el cuerpo y más tiempo durarán sus reservas de glucógeno. Esto resultará en un mayor rendimiento y resistencia.

Aunque hay una cantidad de suplementos disponible que se jactan de un mayor rendimiento con el ejercicio, no se deje llevar. Lo más importante es obtener una multitud de nutrientes de la dieta, y eso realmente debería ser suficiente. Controlar el momento de las comidas y centrarse en los nutrientes de los alimentos reales es más eficaz que cualquier otro suplemento.

Utilice el siguiente programa de entrenamiento básico para comenzar a adaptar su ingesta a su régimen de ejercicios:

Programa básico de entrenamiento: (las cantidades calóricas totales pueden variar)

- **6am:** Despertar

- **Desayuno antes de las 7am** (hasta 1 hora después de despertar). Debe consistir en proteínas y una buena dosis de carbohidratos. En un día de carreras o de entrenamiento pesado, asegúrese de comer poco, utilizando carbohidratos no fibrosos como pan tostado o batata para evitar la molestia gastrointestinal. Las verduras o frutas pueden tener demasiada fibra.

- **8am:** Entrenamiento cardiovascular de 1 a 2 horas.

- **10am:** Merienda de proteína con carbohidratos combinados, porción 1:1. Pruebe una combinación de frutas y nueces para una buena mezcla de carbohidratos, proteínas y grasas. Asegúrese de reponer el agua también.

- **12pm:** El almuerzo debe consistir en un plato grande de vegetales sin almidón, 20g de proteína más 1 o 2 porciones de carbohidratos, como una batata entera.

- **3pm:** Merienda de proteína con carbohidratos combinados, porción 1:1. Pruebe un plátano y una cucharada de mantequilla de maní para un bocadillo rápido.

- **6pm:** Cena siguiendo el modelo del almuerzo, enfocado en vegetales y proteínas, con una pequeña dosis de carbohidratos.

- **9pm:** Coma otra pequeña merienda si no se va a dormir dentro de las 3 horas después de la cena.

Capítulo 6: Preparación para el día de la carrera

Prepararse para el día de la carrera, el escenario cambia un poco. A menudo se oye hablar de los corredores que cargan carbohidratos el día antes de la carrera, a menudo los atletas cenan pasta la noche antes de la carrera. La idea es cargar el cuerpo con carbohidratos para rellenar sus reservas de glucógeno en el hígado, para que tengan tanta cantidad de energía inmediata disponible como sea posible. Una vez que esas reservas se han ido, el cuerpo comenzará a fatigarse, ya que el metabolismo toma tiempo para cambiar y utilizar la grasa como energía, un proceso más laborioso y lento. Mantener el tanque lleno asegura más tiempo de buena energía antes de "chocar contra la pared" como dicen.

La mañana de la carrera, es importante abastecer el cuerpo sin sobrecargarlo. Tener un gran desayuno antes de una carrera te dará la energía que necesitas, pero también te hará sentir pesado y lento, disminuyendo el rendimiento. Evite los alimentos ricos en fibra, como las verduras que pueden causar malestar gastrointestinal, y concéntrese en los alimentos que proporcionan mucho carbohidrato en una porción pequeña para que no lo sobrecargue. Coma una comida llena de nutrientes, como huevos y tostadas, al menos una hora antes de la carrera, para que haya tiempo de defecar si es necesario. Evite la cafeína, ya que eso también puede causar malestar gastrointestinal.

El objetivo durante la carrera es alimentar el cuerpo intermitentemente con más carbohidratos para evitar que el tanque se seque. Los corredores a menudo se detienen para tomar agua o bebidas electrolíticas durante la carrera, pero también han comenzado a reabastecerse de combustible. Comer carbohidratos para reponer fuerzas ha demostrado ser la mejor manera de mantener la energía para terminar la carrera. El problema de comer durante una carrera es la posibilidad de malestar gastrointestinal.

Cuando el cuerpo está bajo estrés, en este caso, el ejercicio intenso, utiliza toda su energía para apoyar la actividad, y temporalmente cierra sistemas como el estómago y los intestinos para ahorrar energía. A medida que los alimentos se vierten en el tracto gastrointestinal en reposo, se puede producir un lavado, empujando el agua hacia el vientre, causando dolor, molestias y la necesidad de defecar, nada que desee que ocurra durante una carrera. Cuanta más comida pongas, peor serán los síntomas.

El objetivo es darle al cuerpo los carbohidratos que necesita en una porción pequeña, de modo que el combustible entre sin que el cuerpo se vea afectado. Cosas como la leche chocolatada con alto contenido de azúcar en pequeñas dosis a veces es utilizada, pero productos técnicamente más avanzados han sido desarrollados específicamente para los corredores. Piense en cajas de jugo con alto contenido de carbohidratos para adultos. Mientras se hace ejercicio intenso, las reservas de glucógeno del cuerpo duran alrededor de 90 minutos, lo que requiere un estímulo de al menos dos veces durante una maratón. Planifique su carrera adecuadamente, adelantándose al agotamiento de la reserva de glucógeno para mejorar su tiempo.

La única manera de aumentar la resistencia y la velocidad corriendo, o con cualquier ejercicio de resistencia, es practicar. Así es como se aumenta la fuerza muscular y mantiene continuamente a los músculos con combustible y proteínas para la recuperación. Si bien es importante sobrepasar sus límites durante el entrenamiento, usted está descomponiendo el tejido muscular en el proceso, y se vuelve vital proporcionar la proteína necesaria para reparar ese daño de manera oportuna. Si el cuerpo tiene los aminoácidos que necesita, no solo reparará ese daño, sino que fortalecerá el músculo para poder soportar de nuevo ese nivel de entrenamiento. A su cuerpo le encanta mejorar continuamente para estar listo la próxima vez.

Fisiológicamente hablando, el cuerpo no conoce la diferencia entre correr una maratón y huir de un depredador prehistórico. Es posible que haya escapado se la última sesión de entrenamiento (o del tigre dientes de sable), pero la próxima vez puede que no sea tan afortunado, así que es mejor preparar los músculos para la siguiente situación que amenace su vida.

Variación del día de la carrera:

La carga de carbohidratos debe hacerse el día anterior, no la mañana de la carrera. La cena de la noche anterior deber ser a base de carbohidratos, incluyendo arroz o pasta con la cantidad normal de proteínas y verduras. Asegúrese de no llenarse demasiado, ya que esto puede hacerle perder el tiempo al día siguiente. Para aumentar la cantidad de carbohidratos, disminuya la porción de vegetales para hacer espacio.

Asegúrese de hidratarse también, ya que nunca es bueno empezar una carrera deshidratado. Aumente el contenido total de agua durante todo el día anterior. Nunca antes de ir a la cama, ya que es probable que no pueda dormir bien si necesita seguir levantándose.

La mañana de la carrera, tenga una pequeña comida que consista principalmente de carbohidratos para completar las reservas. Evite los alimentos fibrosos, sea fiel a los carbohidratos del pan o del plátano en pequeñas dosis. Asegúrese de no llenarse demasiado.

Capítulo 7: Nutrición para el Entrenamiento con Pesas

Ganar músculo requiere principalmente trabajo duro. Ningún plan de nutrición o suplemento fortalecerá los músculos si usted no los está ejercitando. La masa muscular sólo se puede ganar trabajando en ella, haciendo que se reconstruya mejor y más fuerte para la próxima vez.

Esfuércese constantemente durante los entrenamientos aumentando el peso y el número de repeticiones según corresponda. Consulte con un entrenador para determinar cuál es el mejor y más seguro entrenamiento para usted, ya que sobrecargar los músculos y esforzarse demasiado puede causar lesiones de músculos, articulaciones y tendones. Esta es la manera más rápida y fácil de arruinar todo su progreso.

Desde un punto de vista nutricional, debemos centrarnos en la reparación y reconstrucción de los músculos después de un entrenamiento. A diferencia del entrenamiento de resistencia, en realidad no es necesario cargar carbohidratos, o incluso cargar proteínas antes de haces ejercicio, siempre y cuando haya comido consistentemente durante todo el día. En general, comer antes de una hora después de despertase, luego cada 3-4 horas a lo largo del día le proporcionará más que suficiente energía para su entrenamiento. La reparación muscular no ocurre hasta que el cuerpo está en reposo, por lo que la carga de proteínas antes de un entrenamiento no hace mucho.

Una dieta adecuada para la construcción de masa muscular requiere más proteínas que la dieta promedio. Su dieta debe incluir un mínimo de 0.8g/kg de proteína por día. Por ejemplo, una persona de 200 libras requeriría un mínimo de 72g de proteína por día para reponer las reservas musculares. Una onza de proteína animal contiene alrededor de 7g de proteína, por lo que se requiere un mínimo de 10oz de carne por día. Muchas personas se preguntan si es posible aumentar la masa muscular con una dieta vegetariana o vegana. La respuesta es sí, es posible, pero debido a que los productos a base de plantas proporcionan menos proteína por onza que la carne, se necesitará mucho más. De hecho, se necesitarían alrededor de 5 tazas de frijoles al día para obtener la misma cantidad de proteína. Los polvos de proteína vegana hechos de proteínas de guisantes y arroz se pueden usar como suplemento, pero aún así se necesitarían varios batidos fuertes diariamente para que tengan el mismo efecto. Dependiendo de cómo reaccione su estómago a grandes cantidades de comida, esta puede o no ser una opción plausible.

Además, las proteínas de origen vegetal no son proteínas completas, lo que lleva a una recuperación muscular más lenta, ya que carecen de algunos de los aminoácidos esenciales necesarios para una recuperación óptima. Para obtener mejores y más rápidos resultados, las proteínas de origen animal son el camino a seguir, pero también deben provenir de fuentes magras como la pechuga de pollo, que no tiene exceso de grasa.

Capítulo 8: Después del Entrenamiento con Pesas

Después de un entrenamiento, es importante inundar el sistema con proteínas para una rápida recuperación de los músculos. Cuando los músculos están trabajando, requieren oxígeno para facilitar el proceso se proporciona la energía requerida. Cuando no hay oxígeno disponible, los músculos producen lactato para producir energía, que produce ácido láctico como subproducto.

El ácido láctico es responsable del dolor muscular y la debilidad después de un entrenamiento. Es normal sentirse un poco tembloroso o débil inmediatamente después de un entrenamiento a medida que sus músculos se agotan. Así es como sabes que el músculo fue realmente ejercitado. La presencia de este ácido láctico estimula el proceso de reparación.

Beber mucha agua durante y después del ejercicio ayuda a neutralizar el ácido y prevenir problemas con la acumulación excesiva de ácido láctico que puede ser dañino para el cuerpo.

La dieta del entrenador de pesas no consiste simplemente en las proteínas. De hecho, demasiada proteína en la dieta se convertirá en grasa si no se puede usar inmediatamente. Es importante que los levantadores de pesas se mantengan dentro de un nivel de calorías apropiado para su actividad, al igual que para el entrenamiento de resistencia.

Muchos levantadores de pesas cometen el error de concentrarse únicamente en levantar pesas, sin embargo, es importante estar bien formados, trabajando en el entrenamiento cardiovascular también. Esto es especialmente importante para mantener las reservas de grasa bajo control. Como usted recuerda, el exceso de calorías se almacenan como grasa, y la única manera de usarlas es con ejercicio aeróbico. Esos músculos no se pueden ver si están cubiertos con una capa de grasa.

Comience su rutina de ejercicios con 15 a 20 minutos de ejercicios cardiovasculares para quemar algo de grasa. Hay muchos entrenamientos que involucran HIIT, o entrenamiento a intervalos de alta intensidad, que alterna el entrenamiento cardiovascular y de pesas para una máxima quema de calorías. Si usted tiene exceso de grasa por quemar, este es un gran método para hacerlo, mientras que también desarrolla músculo. Además, el aumento del flujo de oxígeno en el cuerpo le da a los músculos la capacidad de producir energía con ese oxígeno. Cuanto más oxígeno se puede utilizar, menos lactato se requiere, disminuyendo la acumulación de ácido láctico. El uso de ejercicios aeróbicos mientras se entrena con pesas puede disminuir esos efectos. Hacer un poco de ejercicio cardiovascular también afloja los músculos y las articulaciones, disminuyendo las posibilidades de lesiones durante el entrenamiento.

Utilice la siguiente plantilla de entrenamiento diario para comenzar a adaptar una buena nutrición a su programa de ejercicios.

Programa básico de entrenamiento: (las cantidades calóricas totales pueden variar)

- **6am:** Despertar

- **Desayuno antes de 7am** (dentro de una 1 de despertar).Debe consistir de al menos 14g de proteína, equivalente a 2 huevos, así como carbohidratos y grasa. Limite la grasa a ¼ de aguacate con los huevos o 1 cucharadita de mantequilla en la tostada.

- **8am:** Entrenamiento de dos horas

- **10am:** Batido de proteínas para la recuperación antes de 1 hora después del entrenamiento. Debería proporcionar 20g de proteína.

- **12pm:** El almuerzo debe consistir de un plato grande de vegetales sin almidón, 20g de

proteína más 1 o 2 porciones de carbohidratos,
como una batata entera.

- **3pm:** Merienda, una mezcla de proteína y
  carbohidratos, proporción 1:1. Pruebe un
  plátano y una cucharada de mantequilla de
  maní para un bocadillo rápido.

- **6pm:** Cena siguiendo el modelo del almuerzo,
  enfocado en vegetales y proteínas, con una
  pequeña dosis de carbohidratos.

- **9pm:** Coma otra pequeña merienda si no se va
  a dormir dentro de las 3 horas después de la
  cena.

Ciertos micronutrientes también deben evitarse
durante el entrenamiento con pesas. Esto es
especialmente importante si usted está entrenando
para una competencia de culturismo. El sodio de los
alimentos atrae el agua del cuerpo. A medida que es
sodio entra en la dieta, el agua le sigue y permanecerá
donde está la sal hasta que se elimine. La reducción

del sodio reduce la acumulación de agua, lo que da más definición a los músculos.

Conclusión

Gracias por llegar hasta el final de *Nutrición Deportiva: El Manual Básico para Obtener El Máximo Rendimiento*. Realmente espero que haya sido informativo y capaz de proporcionales todas las herramientas que necesita para lograr sus objetivos de mayor rendimiento y resistencia durante su rutina de ejercicios.

El siguiente paso es implementar algunos de estos cambios y experimentar con diferentes variaciones en su programa de alimentación para averiguar qué es lo mejor para usted. Las proporciones adecuadas de macronutrientes y el momento de la comida puede variar persona a persona. Por lo tanto si usted encuentra que una parte específica del plan dificulta su progreso, solo tiene que adaptarlo a sus necesidades personales.

Lleve un diario de sus elecciones de alimentos, el horario de las comidas y el horario de entrenamiento para encontrar tendencias entre los alimentos, su desempeño y cualquier malestar de su sistema gastrointestinal.

Finalmente, si encuentras este libro útil de alguna manera, ¡una reseña en Amazon es siempre apreciada!

www.ingramcontent.com/pod-product-compliance
Lightning Source LLC
Chambersburg PA
CBHW040916110726
48005CB00006B/919